AF320904

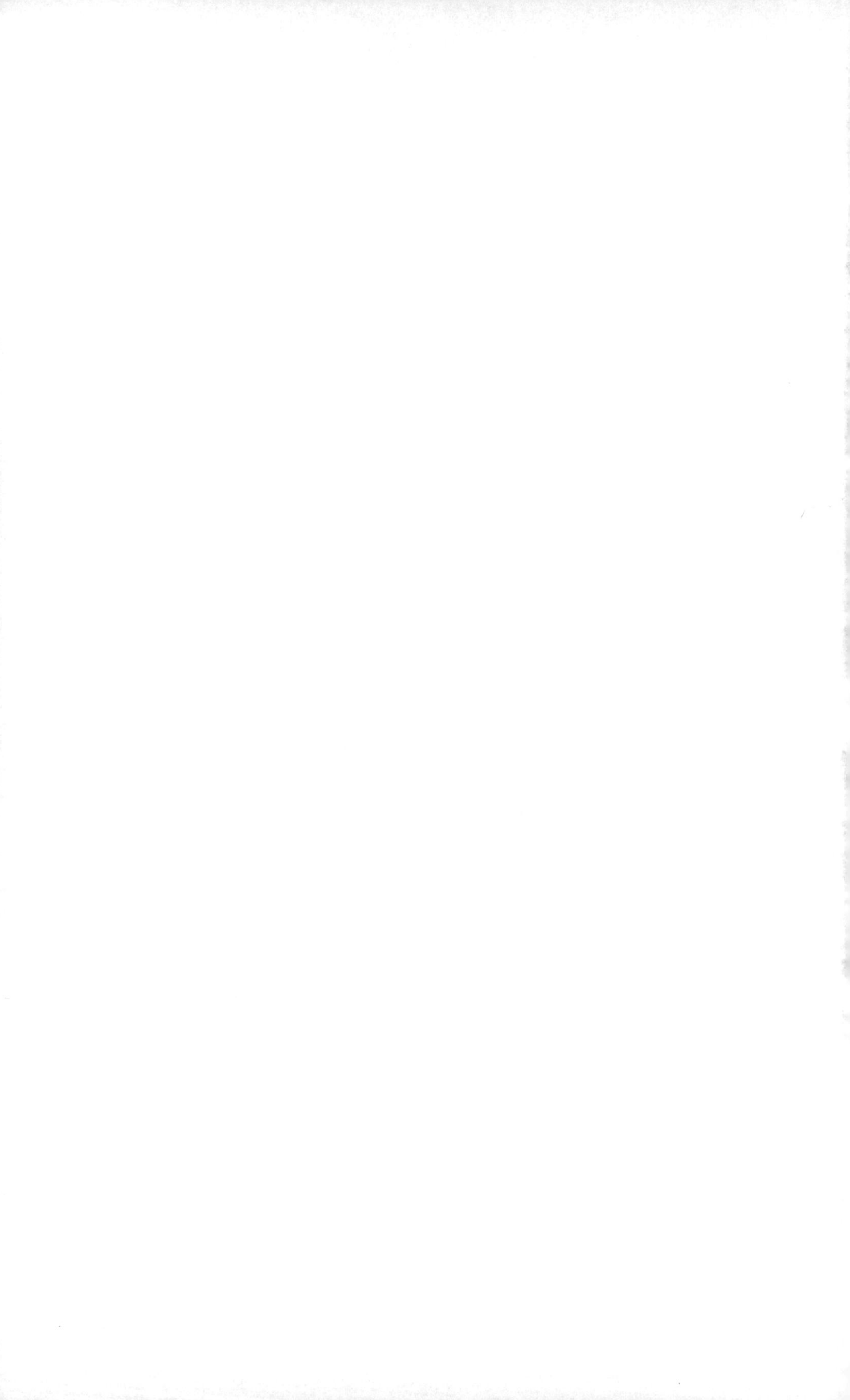

DES DIFFÉRENCES QUI EXISTENT

ENTRE

LES DEUX PRINCIPALES ESPÈCES

DE MAL VERTÉBRAL,

PAR

M. LE DOCTEUR PAUL BROCA,

PROFESSEUR AGRÉGÉ A LA FACULTÉ DE MÉDECINE,
CHIRURGIEN DES HOPITAUX, ETC

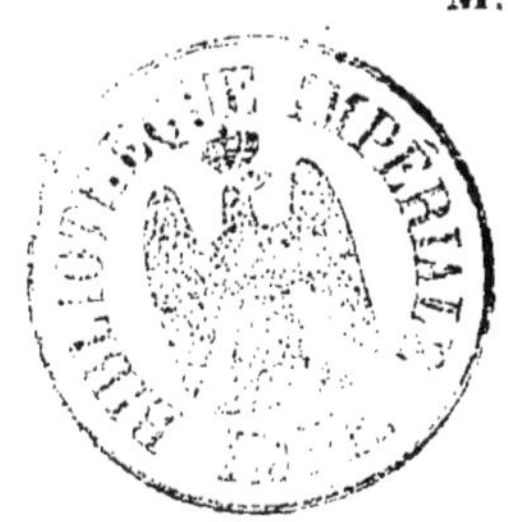

PARIS

TYPOGRAPHIE DE HENRI PLON,

IMPRIMEUR DE L'EMPEREUR,
8, RUE GARANCIÈRE.

1858

DES DIFFÉRENCES QUI EXISTENT

ENTRE LES DEUX PRINCIPALES ESPÈCES

DE MAL VERTÉBRAL.

Après tant de séances presque entièrement consacrées à discuter sur le mal de Pott et sur les abcès par congestion (1), je crains, messieurs, que votre attention ne commence à se fatiguer, et le désir de justifier l'opinion que j'ai émise sur les travaux de Pott n'aurait certainement pas suffi pour me décider à demander de nouveau la parole; mais ce qui dans l'origine était une simple question d'histoire et de bibliographie est devenu dans les dernières séances une importante question de pathologie. Il ne s'agit plus seulement de savoir ce que Pott a pu dire ou croire, ou ce que ses successeurs ont pu lui attribuer : le débat se trouve maintenant transporté sur un autre terrain. Y a-t-il une ou plusieurs espèces de mal vertébral? Les différences si grandes que l'on constate sous le triple point de vue des symptômes, des lésions et de la gravité entre les diverses formes de cette affection, sont-elles des différences de degré ou des différences de nature? Telle est la question nouvelle qui vient de surgir, et que je me propose d'examiner aujourd'hui.

Celui qui m'aurait dit, il y a un mois, que ce sujet serait mis en discussion dans la Société de chirurgie, m'aurait vraiment beaucoup surpris. J'étais tellement habitué à considérer les tubercules osseux et la carie comme des affections distinctes, abstraction faite de leur siége, que je ne croyais pas possible de revenir sur cette distinction. Cela me paraissait impossible surtout dans le cas particulier où l'altération porte

(1) Ce travail a été lu à la Société de chirurgie dans la séance du 10 mars, en réponse au discours de M. Bouvier.

sur les corps vertébraux , parce qu'ici le siége anatomique du mal , le voisinage de la moelle, les connexions et les fonctions des os lésés , fournissent des symptômes spéciaux et multiplient les ressources du diagnostic. Partout ailleurs , il faut le reconnaître , ces ressources sont fort restreintes, souvent même elles font complétement défaut. La nature exacte du mal n'est alors révélée que par l'autopsie, et cependant, malgré l'absence de caractères cliniques distinctifs, personne n'hésite à faire de la carie et des tubercules osseux deux espèces différentes. N'est-il pas surprenant qu'on veuille faire une exception seulement pour la colonne vertébrale, et qu'après avoir distingué l'un de l'autre ces deux états morbides là où ils se ressemblent le plus, on les confonde précisément là où ils se ressemblent le moins?

Lorsque j'ai entendu notre éminent collègue M. Bouvier , que ses études spéciales ont rendu si compétent sur la matière , proclamer ici l'unité du mal vertébral , j'ai donc commencé par me demander si je l'avais bien compris; mais toute incertitude a dû disparaître lorsque j'ai lu son discours imprimé et lorsque j'ai assisté à la lecture de son second travail. Bientôt plusieurs autres collègues, parmi lesquels je dois citer surtout M. Morel-Lavallée, se sont prononcés dans le même sens; d'autres encore, dans des conversations particulières , m'ont exprimé la même opinion, et finalement, chose pour moi tout à fait imprévue , la doctrine de l'unité du mal vertébral paraît compter dans la Société de chirurgie beaucoup d'adversaires et très-peu de partisans.

Pour réfuter une opinion si bien défendue, je ne saurais m'entourer de trop de preuves et de trop de témoignages. Je ferai donc appel successivement à l'anatomie pathologique , à l'observation clinique et à l'histoire.

L'anatomie pathologique nous enseigne que le mal vertébral peut être dû à des lésions extrêmement dissemblables. Trois d'entre elles sont aujourd'hui bien connues : ce sont les tubercules , la carie et la nécrose. Une quatrième, moins classique, a été et est encore l'objet de nombreuses contestations ; je veux parler de l'arthrite vertébrale, sorte de tumeur blanche des symphyses , admise par les uns comme une lésion primitive des disques fibro-cartilagineux, considérée par les autres comme une altération consécutive, dont le point de départ est toujours dans le tissu des vertèbres adjacentes. Je dois dire que, pour ma part, j'admets l'arthrite vertébrale idiopathique ; elle ne me paraît même pas fort rare. Je veux bien toutefois, pour simplifier la question, laisser de côté cette forme, et réduire à trois le nombre des altérations dissemblables que l'on peut rencontrer dans le mal vertébral. Je le réduirai même à deux, parce que la nécrose, quoique pouvant être idiopathique, ainsi que M. Cloquet nous l'a prouvé dans la dernière séance par un exemple fort remarquable, n'est, dans beaucoup de cas, qu'une complication de la carie. Mais, quelque complaisance qu'on y puisse mettre, il reste toujours deux groupes de lésions complétement distincts, complétement étrangers l'un à l'autre : d'une part, les tubercules vertébraux, production accidentelle spéciale, qui bien certainement n'est pas le résultat d'un travail inflammatoire ; d'une autre part, la carie, la nécrose, et au besoin l'arthrite vertébrale, altérations qui ont entre elles ce caractère commun d'être sous la dépendance de l'inflammation de l'os ou de ses annexes.

Désirant ne pas trop multiplier les espèces, cherchant même, autant que possible, à en restreindre le nombre, je me bornerai à comparer entre eux ces deux groupes d'altérations, et je prendrai pour type du second groupe la carie compliquée ou non de séquestres partiels, parce qu'elle est à la fois plus commune et mieux étudiée que les autres lésions vertébrales d'origine inflammatoire.

Je ne m'occuperai pas de la carie qui attaque les lames et les apophyses ; cette variété de mal vertébral, en effet, n'offre aucune ressemblance clinique avec les tubercules, dont le siége est constamment dans les corps vertébraux. Je parlerai donc seulement de la carie de ces corps.

Je crois pouvoir me dispenser d'établir un parallèle purement anatomique entre la carie et les tubercules vertébraux. Ce que je pourrais dire sur ce sujet est bien connu de tous ceux qui m'écoutent. Je demanderai toutefois la permission de m'expliquer sur un point. Les travaux, si utiles d'ailleurs, de M. Nélaton, ont fait admettre deux formes de tuberculisation osseuse, la forme enkystée et la forme infiltrée. Cette seconde forme n'a pas été acceptée sans contestation; les uns en ont nié l'existence ; les autres, au contraire, la considérant comme extrêmement fréquente, ont cru pouvoir y rattacher la plupart des lésions que l'on attribue communément à la nécrose ou à la carie vertébrales.

Les partisans de cette dernière opinion, croyant presque toujours trouver dans les vertèbres malades des tubercules soit infiltrés, soit enkystés, n'ont pas peu contribué à propager la doctrine de l'unité du mal vertébral. Toutefois une étude plus approfondie, complétée par l'examen microscopique, n'a pas tardé à démontrer que l'infiltration tuberculeuse des os est un phénomène réel sans doute, mais tout à fait exceptionnel. Pour ma part, j'en ai vu deux ou trois exemples dans le tissu spongieux des os longs chez les enfants, mais je n'en ai pas vu un seul cas dans les vertèbres, et je suis bien convaincu que les lésions si communes qu'on a attribuées à l'infiltration tuberculeuse des os ne sont autre chose, dans l'immense majorité des cas, que des infiltrations purulentes accompagnant la carie ou aboutissant à la nécrose, et dans l'un et l'autre cas, dépendant d'un travail inflammatoire. Je ne m'occuperai donc pas de l'infiltration tuberculeuse des vertèbres, lésion encore douteuse pour moi, bien différente à coup sûr, si elle existe, de ce qu'on a jusqu'à présent décrit par erreur sous ce nom, et il est bien entendu, une fois pour toutes, que sous le nom de tubercules vertébraux je désignerai seulement les tubercules enkystés.

Cela posé, les tubercules vertébraux diffèrent de la carie non-seulement par leur nature et par leurs lésions propres, que je n'ai pas besoin de décrire ici, mais par leur siége, par leur répartition, par leur évolution, par leurs résultats, et même par les conditions au milieu desquelles ils se développent. Chez les jeunes enfants, le mal vertébral est le plus souvent produit par des tubercules ; chez les adolescents et chez les adultes, la carie est au contraire la lésion la plus commune. Le mal vertébral de la région dorsale et de la région cervicale est généralement de nature tuberculeuse ; celui qui se manifeste sur la colonne lombaire dépend de la carie bien plus souvent que des tubercules. La carie débute toujours par la surface de l'os ; elle ne pénètre que peu à peu dans l'épaisseur du tissu spongieux ; ce n'est qu'au bout d'un temps assez long, lorsque l'existence du mal vertébral est déjà révélée par d'autres accidents fort graves, que les vertèbres creusées par la carie perdent leur solidité et s'affaissent sous le poids des parties supérieures ; et il arrive même très-souvent que la maladie parcourt toutes ses périodes, qu'elle se termine par la mort ou par la guérison, sans donner lieu à la moindre gibbosité. Les tubercules, au contraire, dès le moment de leur apparition, attaquent, excavent profondément le tissu des corps vertébraux, et en diminuent promptement la résistance, si bien que l'apparition de la gibbosité, phénomène à peu près constant et toujours très-précoce, est quelquefois, j'ose même dire souvent, le premier symptôme du mal. La carie, au moins dans l'origine, n'attaque ordinairement qu'un seul point et qu'une seule vertèbre ; plus tard, elle peut s'étendre de proche en proche et gagner les vertèbres voisines ; mais le plus habituellement le foyer de destruction est assez limité et la déviation qui en résulte est peu prononcée : c'est une légère saillie anguleuse formée par l'apophyse épineuse correspondante, et les cas où la gibbosité est plus considérable sont relativement assez rares. Les tubercules, au contraire, sont remarquables par leur tendance à la multiplicité ; il est fréquent d'en trouver plusieurs dans une seule vertèbre, et presque toujours ils se présentent simultanément dans le corps de plusieurs vertèbres superposées ; cela s'observe surtout chez les enfants. C'est alors qu'on voit paraître ces gibbosités énormes qui changent entièrement la direction de la colonne, qui dérangent tout l'équilibre de la station et qui renferment quelquefois dans la cavité de leur angle les débris de trois ou quatre corps vertébraux.

En poursuivant ce parallèle, nous trouvons que dans la carie le siége de la première altération, étant toujours superficiel, est séparé du canal rachidien par une épaisse couche de tissu osseux à peu près sain ; les organes contenus dans ce canal conservent donc longtemps leur intégrité, et ce n'est qu'à une période très-avancée qu'on voit survenir des accidents de paralysie ; ceux-ci même, le plus souvent, ne se manifestent jamais. Dans l'affection tuberculeuse, il en est tout autrement. Les lésions, dès le début, occupent une situation profonde, et la distance qui les sépare de la dure-mère rachidienne n'est quelquefois que de quelques millimètres. Dans le travail de réaction provoqué par la présence des tubercules, soit avant, soit pendant la période de ramollissement, il arrive donc fréquemment qu'une inflammation plus ou moins chronique gagne les enveloppes de la moelle ou la moelle elle-même, surtout dans ses faisceaux antérieurs, et de là naît la paralysie des membres abdominaux, que les mémoires de Pott ont rendue si célèbre. Cet accident, très-rare et très-tardif dans la carie, est au contraire très-fréquent et très-précoce dans l'affection tuberculeuse ; il précède même quelquefois l'apparition de la gibbosité, et c'est alors le premier symptôme appréciable.

J'arrive maintenant aux abcès. Les deux affections que je compare ont ceci de commun qu'elles peuvent l'une et l'autre produire des abcès par congestion. Mais tandis que ce résultat est constant dans la carie, il fait assez souvent défaut, dans la maladie tuberculeuse, pour qu'on soit autorisé à le considérer seulement comme une complication. Le premier effet de la carie est la sécrétion du pus ; l'abcès froid se forme en même temps que l'érosion de l'os, puis augmente chaque jour, et ne tarde pas à devenir accessible au toucher. Entretenu d'ailleurs par une lésion osseuse qui n'a presque aucune tendance à guérir, il n'est guère susceptible de se résorber ; dès lors il s'accroît sans limites, et tôt ou tard, après un trajet plus ou moins long et plus ou moins oblique, il vient faire saillie sous la peau. Ainsi, dans la carie des corps vertébraux, la production de l'abcès migrateur est un accident inévitable, toujours extrêmement grave et toujours très-précoce. Le plus souvent, ce phénomène précède tous les autres symptômes physiques, et je crois pouvoir dire en particulier qu'il est toujours appréciable avant la gibbosité.

Les abcès symptomatiques des tubercules vertébraux peuvent affecter la même marche, atteindre le même volume, offrir la même gravité que ceux de la carie ; et ce point de ressemblance est certainement la principale cause de l'erreur de mes honorables adversaires. Mais de ce que deux maladies peuvent, dans quelques cas, présenter le même symptôme, il n'en résulte pas qu'elles soient identiques. Or, il se trouve précisément que l'étude des abcès fournit un des meilleurs arguments que l'on puisse invoquer pour établir la distinction clinique entre la carie et les tubercules vertébraux.

Dans l'affection tuberculeuse, en effet, la suppuration, loin d'être comme dans la carie un phénomène initial et inévitable, est au contraire un phénomène consécutif et accidentel : consécutif, puisqu'il ne se manifeste jamais avant la période de ramollissement; accidentel, puisque dans certains cas il fait complétement défaut. Je sais bien que cette dernière proposition a été contestée; on a dit que les tubercules ne pouvaient guérir sans abcès et que les cas nombreux et d'ailleurs bien caractérisés où la guérison paraît s'effectuer sans suppuration prouvent simplement la possibilité de la résorption des foyers purulents. Je me garde bien de nier cette résorption. Je la considère même comme fréquente. Je vais plus loin encore, et je dis, avec M. Huguier, que si les abcès tuberculeux se résorbent si souvent, tandis que ceux de la carie ne se résorbent jamais ou presque jamais, c'est l'indice d'une différence bien remarquable entre les deux grandes formes du mal vertébral. Les abcès tuberculeux, une fois formés, n'existent plus que par eux-mêmes ; le pus est fourni par la membrane pyogénique ou par celle qui tapisse la cavité de l'os ; mais il n'est pas fourni par l'os lui-même, et la collection dès lors se comporte comme pourrait le faire un abcès froid idiopathique.

Les abcès symptomatiques de la carie, au contraire, sont entretenus par la suppuration de l'os ; la membrane pyogénique contribue sans doute, dans beaucoup de cas, à la sécrétion du pus, mais la surface cariée fournit en outre une suppuration incessante, qui, dans les cas les plus favorables, rend les efforts de résorption tout à fait insuffisants. La formation de l'abcès dans la carie prouve que la maladie de l'os est en voie d'accroissement ; dans l'affection tuberculeuse, au contraire, elle prouve que la lésion du squelette est déjà en voie de guérison, puisque la caverne osseuse est débarrassée de son contenu, et que rien désormais ne l'empêche de se rétrécir, de s'affaisser et de se cicatriser. Ainsi s'explique la différence si grande qui existe entre les abcès de la carie et les abcès d'origine tuberculeuse, sous le rapport de leur marche, de leur terminaison et de leur gravité. Ainsi s'expliquent la résorption fréquente de ces derniers abcès et l'impossibilité presque absolue de la résorption des autres, contraste frappant qui aurait dû suffire pour faire cesser toute confusion, et sur lequel il me suffira sans doute d'appeler l'attention de mes honorables adversaires.

Après cela, il importe assez peu qu'il y ait ou qu'il n'y ait pas de suppuration véritable dans les cas où le mal vertébral tuberculeux guérit sans abcès apparent. S'il était démontré que la suppuration est constante, la différence entre cette affection et la carie serait moins radicale peut-être, mais ne serait ni moins évidente pour le clinicien ni moins réelle pour l'anatomo-pathologiste. Qu'il existe ou non, sur les côtés de la colonne vertébrale, de petites collections plus ou moins purulentes, c'est tout un pour le clinicien ; il ne s'inquiète que de ce qui donne lieu à quelque symptôme, à quelque indication, ou à quelque effet appréciable, et il évitera toujours de confondre les cas où les abcès se manifestent à lui comme un accident menaçant, avec ceux où la suppuration ne peut être admise qu'au moyen d'un raisonnement plus ou moins subtil. L'anatomo-pathologiste, de son côté, faisant l'autopsie des individus guéris depuis quelque temps du mal vertébral tuberculeux, trouve souvent les vertèbres affaissées et soudées sans aucune trace d'abcès. Il en conclut, ou bien qu'il n'y a pas eu d'abcès, ou bien que l'existence d'une suppuration antérieure est problématique, hypothétique, indémontrable, et que, dans l'un ou l'autre cas, la guérison s'est effectuée par un mécanisme entièrement incompatible avec les caractères bien connus de la carie.

Toutefois, les autopsies sans abcès et sans vestiges d'abcès ont été interprétées d'une manière différente par plusieurs de nos collègues. Il n'y a pas de pus, disent-ils, mais il a *dû* y en avoir autrefois. Si on leur demande pourquoi, ils répondent que le pus *peut* se résorber sans laisser de traces. Fort bien ; cela prouve qu'il a *pu* y avoir un abcès, cela ne prouve pas que cet abcès ait existé. Jusqu'ici je ne vois qu'une supposition là où j'attendais une preuve. On ajoute, il est vrai, que d'autres autopsies, faites dans des cas moins heureux ou moins avancés vers la guérison, ont révélé l'existence d'abcès tuberculeux. Cela est incontestable et incontesté ; mais de ce que ces abcès existent quelquefois, il n'en résulte pas qu'ils doivent exister toujours. Il est bon d'ailleurs de s'entendre sur la signification de ce mot, un peu vague, d'*abcès tuberculeux*.

Dans l'origine le tubercule cru, formant une masse solide et à peu près sphérique, remplit exactement une cavité creusée dans l'épaisseur du corps vertébral; plus tard il se ramollit graduellement et se change en une matière encore assez dense, semblable, par sa consistance et sa couleur, au mastic des vitriers. Cette collection, encore contenue dans l'os, n'est évidemment pas un abcès. Peut-elle se résorber entièrement sur place, sans s'ouvrir à l'extérieur? Cela est douteux. Quoi qu'il en soit, le plus souvent, si ce n'est toujours, le tissu osseux se laisse absorber de dedans en dehors, ou cède à une pression mécanique, et la collection arrive sous le périoste; puis le corps vertébral, dont la résistance est diminuée, s'affaisse, et la caverne s'aplatit en expulsant son contenu, qui vient former sous le périoste une saillie à large base; mais en changeant de place la matière tuberculeuse n'a pas changé de nature, et ce serait faire abus de langage de donner le nom d'abcès à ces collections sessiles, pleines d'une substance caséiforme, qui est du tubercule et non du pus. Si c'est cet état que l'on invoque pour prouver la constance des abcès, c'est à peu près comme si l'on disait qu'il n'y a pas de tubercule sans tubercule, chose qu'assurément je n'ai point l'intention de nier; mais alors, comme il s'agit avant tout de s'entendre sur les mots, il faut ajouter que ces prétendus abcès diffèrent entièrement par leur origine et par leur nature de ceux qu'on observe dans les autres affections vertébrales. Ils en diffèrent surtout par leur évolution ultérieure, et, en particulier, par leur tendance à la résorption.

La résorption des dépôts purulents proprement dits est un fait tellement rare, qu'on en a longtemps nié la possibilité. Personne aujourd'hui ne se refuse à l'admettre, mais ce phénomène est considéré à juste titre comme tout à fait exceptionnel. Si les abcès que l'on voit se résorbent si difficilement, il serait au moins singulier qu'il en fût autrement de ceux qu'on ne voit pas. Il serait singulier surtout qu'un privilége spécial fût accordé sous ce rapport aux abcès symptomatiques du mal vertébral, car on ne conçoit guère comment le voisinage d'une lésion osseuse pourrait favoriser la résorption du pus, contrairement à toutes les lois connues. Or, la résorption des petites collections tuberculeuses dont je parlais tout à l'heure s'effectue évidemment toutes les fois que le mal vertébral guérit sans suppuration appréciable, c'est-à-dire très-souvent; cela seul, au besoin, suffirait pour prouver que ce ne sont pas des abcès.

Cette résorption, toutefois, est loin d'être constante. Souvent la matière tuberculeuse collectée sous le périoste provoque autour d'elle un travail de suppuration ; la poche se dilate, s'allonge, et prend , suivant l'expression de Palletta, la forme d'une sangsue gorgée suspendue à l'orifice de la caverne osseuse. En même temps la consistance du contenu diminue ; c'est une bouillie dense, légèrement jaunâtre , mélange de pus et de tubercules ; c'est là le véritable abcès tuberculeux. Ces collections mixtes se résorbent moins souvent que les tubercules non mélangés de pus, mais bien plus souvent que le pus sans mélange de tubercules. A mesure que la collection s'accroît et que la quantité relative de pus devient plus grande , la tendance à la résorption diminue. Enfin, lorsque la sécrétion du pus continue à s'effectuer, la poche se dilate, descend dans les interstices celluleux ou dans les gaînes musculaires , devient appréciable au toucher et à la vue, et se comporte anatomiquement comme les abcès par congestion symptomatiques de la carie, avec cette différence toutefois que la suppuration, n'étant fournie que par la membrane pyogénique, au lieu d'être entretenue par un os carié, a plus de chances de s'arrêter, de se tarir, et de faire place à un travail d'absorption. On notera, en effet, que les belles observations de M. Bouvier sur la résorption des abcès par congestion, terminaison à peine connue avant ses travaux , et dont nous trouvons un nouvel exemple dans le récent mémoire de M. Gillebert d'Hercourt, on remarquera, dis-je, que ces observations ont été recueillies chez des enfants qui présentaient d'ailleurs tous les autres symptômes du mal vertébral tuberculeux.

Je ne suis pas en mesure d'apprécier, même approximativement, la proportion relative des cas où les tubercules vertébraux produisent de grands abcès, et de ceux où ils guérissent sans abcès appréciable ; mais je puis dire du moins, sans craindre de me tromper, que les cas de cette seconde catégorie sont très-communs , car la plupart des gibbosités médianes reconnaissent une semblable origine.

Il est une autre question de fréquence relative tout aussi incertaine pour moi que la précédente. J'ai dit que les guérisons sans abcès apparent renferment à la fois les cas où il n'y a aucune suppuration véritable, et ceux où un petit abcès tuberculeux latent est graduellement et complétement résorbé. Quelle est la plus commune de ces deux éventualités également heureuses ? Je l'ignore , et toutefois je suis disposé à croire que c'est la première. La matière tuberculeuse me paraît, en effet, plus facile à résorber lorsqu'elle est à l'état de pureté que lorsqu'elle est mêlée à une notable quantité de pus. Il est d'ailleurs digne de remarque que le mal vertébral tuberculeux de la région cervicale guérit très-souvent sans abcès appréciable ; M. Marjolin nous a même dit, dans une de nos dernières séances , que c'est le cas le plus ordinaire , et, à l'appui de cette assertion , il nous a cité trois faits qu'il a actuellement sous les yeux. Or, chez les enfants , à travers les chairs amaigries du cou, une petite collection fluctuante, fût-elle moins grosse qu'une noix, serait facile à reconnaître, si elle existait réellement ; il est donc fort probable que les malades de M. Marjolin ont eu seulement des foyers tuberculeux sans suppuration véritable. S'il est vrai, comme il nous l'a dit, et comme je le pense , que les cas de ce genre soient plus communs que ceux où on trouve de la fluctuation , il est permis de supposer que la proportion est à peu près la même lorsque les tubercules sont situés un peu plus bas et qu'ils occupent les corps vertébraux de la région dorsale; mais je ne donne cela que comme une supposition. Cette question d'ailleurs n'a qu'un intérêt fort secondaire.

Je me reprocherais d'avoir insisté si longuement sur les abcès, si la grande importance que plusieurs de nos collègues ont paru attacher à ce symptôme ne devait me servir d'excuse. Qu'il me soit permis maintenant de résumer en quelques mots le parallèle que je viens d'établir entre les tubercules et la carie des corps vertébraux , et d'esquisser à grands traits le diagnostic de ces deux affections.

Elles occupent l'une et l'autre la colonne vertébrale; elles peuvent l'une et l'autre donner lieu à la formation de gibbosités médianes et d'abcès par congestion : voilà leur ressemblance. Voici maintenant les différences :

Les tubercules vertébraux sévissent de préférence chez les enfants , la carie chez les adultes. On peut même dire que la carie est rare avant l'adolescence : le mal vertébral qui s'observe chez les sujets âgés de moins de douze ans est presque toujours tuberculeux.

Les tubercules ont pour siége de prédilection la région dorsale; ils sont un peu moins communs sur les vertèbres cervicales; ils sont beaucoup plus rares dans la région lombaire. La carie , au contraire , très-fréquente dans cette dernière région , se montre quelquefois sur les deux ou trois dernières dorsales, et rarement sur les vertèbres d'un rang supérieur.

L'affection tuberculeuse produit fréquemment et de très-bonne heure la paralysie des membres inférieurs. Cet accident précède même souvent tous les autres symptômes. Dans la carie , au contraire , il est extrèmement rare, et ne se manifeste d'ailleurs qu'à une époque très-tardive.

Dans le mal vertébral tuberculeux, la production de la gibbosité est un phénomène à peu près constant; il fait très-souvent défaut dans la carie, je devrais peut-être dire le plus souvent. Cette gibbosité est un des premiers symptômes des tubercules, souvent même le premier et quelquefois le seul. Elle paraît beaucoup plus tard dans l'autre maladie. La gibbosité tuberculeuse peut être assez légère; mais ordinairement elle fait une saillie anguleuse très-prononcée, parce que les tubercules détruisent fréquemment plusieurs vertèbres superposées. La carie, dont les lésions sont généralement beaucoup plus restreintes, ne produit presque jamais de grandes gibbosités; dans l'immense majorité des cas, la saillie d'une apophyse épineuse est la seule déformation que l'on puisse constater. Une gibbosité considérable, médiane et anguleuse, est l'indice presque certain du mal vertébral tuberculeux.

L'abcès par congestion est à la carie ce que la gibbosité est aux tubercules. Dans la carie, l'abcès est constant; il manque très souvent dans l'affection tuberculeuse, soit qu'il n'y ait aucune suppuration, soit que cette suppuration reste latente, ce qui est identiquement la même chose au point de vue du diagnostic, comme au point de vue de la terminaison. L'abcès symptomatique de la carie paraît toujours de très-bonne heure; le plus souvent, constamment peut-être, il est apparent avant la gibbosité. L'abcès symptomatique des tubercules est beaucoup plus tardif, et ne se manifeste qu'après la gibbosité. Enfin, la résorption des abcès d'origine tuberculeuse s'observe quelquefois, même lorsque ces collections ont acquis un assez grand volume; une semblable terminaison est peut-être sans exemple dans la carie, et à coup sûr elle est beaucoup plus rare que dans l'autre espèce de mal vertébral.

En dernière analyse, l'affection tuberculeuse des vertèbres est beaucoup moins grave que la carie; elle guérit souvent sans abcès, par les traitements les plus divers et même sans aucun traitement. La carie, abandonnée à elle-même, est au contraire presque inévitablement mortelle, et les traitements les mieux combinés ne réussissent que par exception.

Des différences aussi nombreuses et aussi prononcées permettent de dire que l'observation clinique confirme la distinction établie entre ces deux affections par l'anatomie pathologique. Je ne veux pas dire que le diagnostic soit toujours facile, mais il l'est du moins souvent; et s'il est quelquefois douteux, ce n'est pas une raison pour y renoncer dans les autres cas. Ne sait-on pas que les affections les plus disparates peuvent, à la faveur de quelques caractères communs, se simuler mutuellement au point de rendre le diagnostic impossible? Qui songe pour cela à les confondre? Et pourquoi se montrer plus exigeant pour

le mal vertébral qu'on ne l'est par exemple pour les tumeurs? Il y a
d'ailleurs une circonstance qui complique singulièrement le diagnostic
des deux formes les plus vulgaires du mal vertébral; c'est qu'à côté de
l'éventualité de la carie ou des tubercules se présente celle de la nécrose ou de l'arthrite, affection dont les symptômes, moins tranchés ou
moins bien connus, et peut-être aussi moins constants, forment en
quelque sorte des nuances intermédiaires entre les deux types princi-
paux que je viens de comparer. Je serais fort embarrassé, je l'avoue,
si j'étais obligé d'écrire un chapitre complet, pratique et précis sur le
diagnostic de toutes les lésions qui peuvent altérer la continuité de la
colonne vertébrale. Ce travail ne me paraît pas possible dans l'état
actuel de la science. Il ne pourra le devenir qu'à la faveur d'observations ultérieures, et c'est pour hâter ce résultat que je m'efforce de
combattre la doctrine de l'unité du mal vertébral.

J'aurais peut-être hésité à entreprendre cette tâche, et j'aurais pu
douter de la bonté de ma cause, en voyant dans le camp opposé tant
d'éminents collègues dont l'expérience égale le savoir, si, pour contre-
balancer leur autorité et pour raffermir mes convictions ébranlées, il
ne m'eût été possible d'invoquer le témoignage de l'histoire. Or, l'histoire nous enseigne qu'avant l'intervention de l'anatomie pathologique,
avant le parallèle établi par les modernes entre les tubercules des os
et les lésions de la carie, les praticiens avaient pressenti, formulé ou
accepté sans discussion deux formes distinctes de ce qu'on appelle
aujourd'hui le mal vertébral, beaucoup d'entre eux n'ayant même pas
songé à établir entre ces deux formes le moindre rapprochement.

On trouve dans la collection des traités attribués à Hippocrate plusieurs passages contradictoires relatifs au mal vertébral, entre autres
un aphorisme entièrement faux, devant lequel les commentateurs, à
commencer par Galien, sont restés fort embarrassés. Des opinions plus
raisonnables, remarquables même à plus d'un titre, quoique erronées
pour la plupart, sont consignées dans le *Mochlique* et dans le *Traité
des articles*. C'est dans ce dernier ouvrage surtout qu'il faut étudier la
doctrine hippocratique, et on y trouve (§ 41 de l'édition Littré) le
vestige de la distinction des deux formes du mal vertébral. L'auteur, il
est vrai, attribue à une différence de siége ce que nous pouvons attribuer aujourd'hui à une différence de nature; mais son opinion, pour
n'être pas motivée, n'en a peut-être que plus de valeur. On remarquera d'abord que le § 44 est exclusivement consacré à l'étude des
gibbosités produites par le mal vertébral. Les déplacements d'origine
traumatique et les déviations de la taille sont décrits plus loin dans des

chapitres séparés, et Hippocrate, sous ce rapport, a su éviter une confusion commise après lui par presque tous ses successeurs jusqu'au dix-huitième siècle.

Mais revenons au § 41, composé lui-même de deux parties, où l'auteur s'occupe successivement de la gibbosité des vertèbres dorsales, et de celle des vertèbres lombaires. Après avoir décrit les symptômes du mal vertébral sus-diaphragmatique, et indiqué comme complication l'existence fréquente des tubercules pulmonaires, il arrive à la gibbosité lombaire, et s'exprime en ces termes : « Quant à ceux » qui sont affectés de gibbosité au-dessous du diaphragme, quelques-» uns éprouvent des lésions des reins et de la vessie ; de plus, ils sont » exposés à des dépôts purulents aux lombes et aux aines, dépôts de » longue durée, de difficile guérison, et dont aucun ne résout la gibbo-» sité. » (Trad. Littré, t. IV, p. 181.)

Suit le parallèle, assez peu exact, il faut en convenir, des gibbosités sus et sous-diaphragmatiques. Malgré ces inexactitudes, il est évident qu'Hippocrate a indiqué la distinction des deux formes que nous admettons : l'une, sans abcès, se montrant de préférence chez les sujets atteints de tubercules pulmonaires ; l'autre avec abcès par congestion inguinal ou lombaire, et sans connexion avec l'état de la poitrine ; la première attaquant les vertèbres dorsales, où, comme nous le savons aujourd'hui, les tubercules ont leur maximum de fréquence ; la seconde intéressant les vertèbres lombaires, dont les lésions sont le plus souvent dues à la carie. Jusqu'ici le parallèle établi par Hippocrate coïncide assez exactement avec celui que je viens de tracer ; toutefois, il s'en écarte notablement sous le rapport du pronostic. L'auteur grec, en effet, considère les gibbosités dorsales comme plus graves que les gibbosités lombaires. Mais il est aisé de reconnaître que son assertion repose moins sur l'observation que sur la théorie, car il ajoute aussitôt que la guérison des gibbosités sous-diaphragmatiques est due à la formation de varices aux jambes, à l'aine, et surtout à la veine du jarret. Avec une semblable théorie, il fallait bien admettre que la guérison était d'autant plus facile que la gibbosité était plus rapprochée de la veine-cave, et des régions où pouvaient se former ces bienfaisantes varices. Galien, dans son *Commentaire*, donne courageusement cette explication.

Hippocrate avait pu se tromper sur un point, mais il avait du moins éclairé d'une vive lumière la question du mal vertébral ; après lui vinrent les ténèbres et la confusion. Non-seulement on effaça la distinction qu'il avait établie entre les gibbosités lombaires et dorsales ; non-seulement on rassembla dans une même description les déviations dues à une altération locale des vertèbres et les déviations latérales de la taille; on alla plus loin encore : la plupart des auteurs oublièrent jusqu'à l'existence des abcès par congestion, et ceux qui en parlèrent se contentèrent de les mentionner par énumération non parmi les effets, mais, chose étrange, parmi les causes des gibbosités. Je ne serais pas étonné qu'Avicenne fût l'auteur de ce revirement singulier. Cet auteur, énumérant les causes qui peuvent produire la déviation de l'épine, parle successivement des actions traumatiques, de l'humidité aqueuse qui relâche les ligaments, enfin des ventosités et des apostèmes. *Et quandoque fit gibbositas propter ventositatem aut apostema.* (Avicenne, lib. III, fen. 21, tract. II, cap. 12; trad. Costæus. Venise, 1564, in-fol., t. I, p. 950, col. 2.)

C'est court, mais obscur. L'apostème, c'est évidemment l'abcès; quant à la ventosité, j'ai cru d'abord qu'elle correspondait à l'affection osseuse décrite par les Arabes sous le nom de *spina ventosa;* mais la suite du texte ne se prête pas à cette interprétation. Pour le dire en passant, la gibbosité venteuse, suivant Avicenne, est celle qui chez les enfants produit l'affaiblissement des membres inférieurs. (*Loc. cit.*, p. 951, col. 1, lignes 24 à 30.) Cette remarque a bien sa valeur historique. Avicenne n'avait parlé que d'un affaiblissement des membres inférieurs; Guy de Chauliac prononça le mot de paralysie. Ce symptôme du mal vertébral fut indiqué après lui par Wedel (*Acad. naturæ curiosorum*, ann. II, obs. 230. 1671), par M. A. Severin (*De gibbis, valgis, varis*, etc., cap. IV. 1632), et par plusieurs autres auteurs. Ainsi disparaît la priorité qu'on a accordée à Pott avec beaucoup trop de complaisance.

Quoi qu'il en soit, Avicenne avait mentionné les apostèmes parmi les causes des gibbosités. Quelle était la nature de ces apostèmes? S'agissait-il des abcès par congestion, ou seulement des petites collections déjà indiquées par Hippocrate et par Galien sous le nom de tubercules? Dans cette dernière hypothèse, Avicenne n'aurait péché que par obscurité, et ne serait pas directement responsable d'une erreur qui, grâce à l'ambiguïté de son texte, ne tarda pas à faire son chemin. Les abcès symptomatiques, dont l'étude aurait dû rester à jamais inséparable de celle du mal vertébral, n'étant plus désormais que l'une des causes des gibbosités, furent étudiés séparément avec les autres abcès froids sous le nom commun d'*abcès par congestion*. On croit à tort que le mot congestion indique la migration du pus. Ce mot, dans l'acception qu'il avait alors, désignait la plupart des tumeurs chroniques solides

ou liquides qui ne résultaient pas de l'inflammation. La congestion
était presque synonyme de ce que nous appelons aujourd'hui l'inflammation chronique.

A la faveur de cette dénomination commune, on s'enfonça de plus
en plus dans la confusion. Dans l'origine on se bornait à prendre l'effet
pour la cause, en attribuant à l'abcès la lésion du squelette ; bientôt on
oublia jusqu'à l'existence de cette dernière lésion. En même temps
ceux qui écrivaient sur le mal vertébral cessaient à leur tour de mentionner les abcès soit parmi les effets, soit parmi les causes des gibbosités, et il en résulta qu'à la fin du moyen âge, on ne trouvait dans la
science que des abcès sans gibbosité ou des gibbosités sans abcès.

Je fais la part des habitudes de cette époque ténébreuse. Je sais
qu'alors les livres se faisaient avec d'autres livres, et qu'il fallait être
bien hardi pour oser être un peu plus ou un peu moins qu'un écho.
Il suffisait d'un traducteur ignorant ou d'un copiste distrait pour faire
subir aux descriptions des altérations durables, et même quelquefois
pour créer des maladies nouvelles. Mais pour couper en deux une maladie aussi commune et aussi grave que le mal vertébral, pour en dis-
perser les tronçons aux deux extrémités de la chirurgie, il fallait autre
chose que des erreurs d'interprétation ; il fallait que la nature même
des choses s'y prêtât. Or, les abcès par congestion les plus fréquents
et les plus remarquables, provenant ordinairement de la carie lombaire,
existent très-souvent sans gibbosité ou avec une gibbosité à peine appréciable ; en outre, les gibbosités les plus communes et les plus prononcées, étant celles qui résultent de la tuberculisation des vertèbres
dorsales, existent très-fréquemment sans abcès. Telle est, je n'en doute
pas, la véritable cause de la séparation radicale qu'on établit au moyen
âge entre les deux symptômes les plus apparents du mal vertébral, séparation qui se perpétua ensuite de livre en livre jusqu'à la fin du dix-
huitième siècle.

Lorsque les érudits de la renaissance eurent remis en honneur les
écrits d'Hippocrate, on retrouva, il est vrai, dans le traité des articu-
lations le passage important que j'ai analysé et qui aurait dû rappeler
les praticiens à une plus saine observation. Mais l'habitude était prise,
et les erreurs, une fois rendues classiques, ne se dissipent pas aisément.
Chose vraiment curieuse, ceux qui écrivaient sur les gibbosités com-
mentaient à l'envi le traité des articles, mais quand ils arrivaient à la
phrase où Hippocrate parle des abcès, ils la passaient sous silence, ou
se contentaient de la citer, par acquit de conscience, sans en comprendre
la portée. Marc-Aurèle Séverin, par exemple, que j'ai eu la patience

de lire, a écrit tout un livre sur les gibbosités, et n'a pas manqué de reproduire l'opinion d'Hippocrate sur les abcès; mais il a écrit un autre livre sur les abcès par congestion, *de abscessu per congestum*, et là, par une contradiction manifeste, il n'a parlé ni du mal vertébral ni des gibbosités. Je me trompe, il en a dit quelques mots, contenus dans les trois lignes suivantes :

Circa spinam dorsi mali sunt omnes abscessus magni. Apostema magnam dorsi spinam attingens, hanc plerumque distorquet in gibbum, ut observavi in Margarita Blanchina (De abscessu per congestum, cap. XIV).

Voilà tout ce que M. A. Séverin a pu dire sur les relations qui existent entre la gibbosité et l'abcès. Ce n'est pas le mal vertébral qui produit l'abcès, c'est l'abcès qui produit la déviation de l'épine.

Les successeurs de M. A. Séverin, y compris Wedel et Platner, dont les dissertations ne méritent pas la réputation qu'on leur a faite, acceptèrent et propagèrent les mêmes erreurs. Lorsqu'ils parlaient des abcès par congestion, ils annonçaient que le foyer purulent reposait quelquefois sur un os malade, mais pour eux l'altération de l'os était l'effet et non la cause de l'abcès. Il faut venir jusqu'à Pott pour trouver enfin une timide protestation contre cette doctrine.

Pott, ainsi que MM. Giraldès et Bouvier vous l'ont dit, a consacré trois propositions à la question, très-secondaire pour lui, des abcès par congestion. Je ne les reproduirai pas ; mais je vous rappellerai que, suivant lui, les abcès se montrent seulement dans la carie sans courbure qui, suivant lui encore, a pour siége presque exclusif les vertèbres lombaires. Après avoir indiqué le trajet de ces abcès, il ajoute, prop. 17 : « Contrairement à l'opinion générale, la carie de l'épine est plus souvent la cause que l'effet de ces abcès. » Cette déclaration, vous le voyez, est très-insuffisante, puisque l'auteur semble admettre que la carie est quelquefois l'effet des abcès par congestion ; mais en appelant l'attention des observateurs sur ce sujet, en replaçant la question sur son véritable terrain, Pott a rendu à la science un véritable service.

Reviendrai-je sur les autres parties des travaux du chirurgien anglais? Reprendrai-je la discussion que vous avez déjà entendue, et les textes que je vous ai déjà cités? Cela ne me semble pas nécessaire. Les deux ou trois phrases que mes honorables contradicteurs ont invoquées prouvent que Pott connaissait les abcès vertébraux, mais elles prouvent aussi qu'il n'en a parlé que d'une manière incidente. Son attention s'est presque exclusivement concentrée sur une affection dont le premier symptôme est la paralysie, dont le second symptôme est la gibbosité, dont le siége est presque toujours dans la région dorsale ou dans la région cervicale, presque jamais dans la région lombaire ; affection qui détruit ordinairement plusieurs vertèbres superposées, et qui cependant, lorsqu'on la traite à temps par les cautères, guérit presque constamment. Je n'ai pas à examiner ici si Pott se faisait ou non illusion sur l'efficacité du traitement qu'il avait adopté, s'il avait raison de laisser ainsi les abcès dans l'ombre à propos d'une maladie qui évidemment en est souvent accompagnée. La seule chose que j'aie voulu dire, c'est que l'affection à laquelle Pott a attaché son nom, celle dont il a exposé les symptômes et régularisé le traitement, diffère de celle qu'on a décrite après lui comme la cause ordinaire des abcès par congestion.

Nous ne pouvons avoir la prétention de mieux comprendre la signification des travaux de Pott que ne l'ont fait ses contemporains et ses élèves.

Ouvrons donc un ouvrage classique publié en Angleterre à la fin du dernier siècle, le *Traité de chirurgie* de Benj. Bell; nous y lisons, dans le cinquième volume, chap. XXVIII, art. 8, un article intéressant et assez long sur les abcès par congestion de la région lombaire et de la région iléo-fémorale. Le nom de Pott ne s'y trouve pas même prononcé, la gibbosité ne s'y trouve pas même indiquée. Mais plus loin, dans le sixième volume, chapitre XI, le même auteur s'occupe des courbures de l'épine; c'est là seulement qu'il étudie la maladie décrite par Pott, et il cite les travaux de ce chirurgien sans dire un seul mot qui puisse de près ou de loin se rapporter aux abcès. Lorsqu'on compare ce chapitre avec l'autre, on est obligé de reconnaître que Benj. Bell n'a pas établi la moindre connexité entre les deux maladies qu'il y a décrites. Aujourd'hui qu'on connaît l'étroite liaison qui existe entre la gibbosité et les abcès par congestion, on analyse habilement le second mémoire de Pott pour en faire sortir une doctrine qui n'y est pas, ou qui y est si bien cachée, que les contemporains et les successeurs de ce chirurgien n'ont pu l'y apercevoir. Quant à moi, plus je relis ce mémoire, plus je pèse la valeur des trois phrases que l'on m'oppose, et plus je demeure convaincu que Pott n'a décrit qu'une des deux grandes formes du mal vertébral ; s'il a mentionné en passant les abcès, c'est pour dire qu'ils dépendent seulement de la carie sans courbure, affection différente de la première par son siégé et par ses symptômes. Je ne lui reproche que d'avoir méconnu les abcès symptomatiques du mal vertébral avec paralysie et gibbosité, et d'avoir ainsi singulièrement allégé le pronostic de cette affection.

Mais pour qu'il ait pu commettre une semblable erreur , il faut de
toute nécessité qu'il ait vu beaucoup de malades guérir sans suppuration. C'est en vain que M. Bouvier s'est efforcé d'atténuer l'importance
de ces cures, en disant que Pott n'avait en vue que la paralysie, et que
sous le nom de guérison il désignait simplement le retour de la moti-
lité. Il semble que Pott ait prévu cette objection , puisqu'il l'a réfutée
d'avance dans les termes les plus catégoriques. « Les malades que j'ai
» vus au début, a-t-il dit, ont *tous* guéri, quel que fût leur âge ; ils ont
» non-seulement recouvré l'usage de leurs jambes, mais encore *ils sont*
» *devenus robustes et propres à tout genre de travail.* » (Edition Earle,
tome III , p. 254-255.) Refuser à de pareils résultats le nom de guérison, c'est se montrer bien difficile.

Les résultats que je viens d'examiner prouvent suffisamment , je
pense, que jusque vers la fin du dix-huitième siècle les deux principa-
les formes du mal vertébral, grâce à la différence de leurs symptômes,
avaient été décrites comme des affections entièrement différentes , et
que la très-grande majorité des auteurs n'avaient pas même soupçonné
qu'elles eussent l'une avec l'autre le moindre point de contact. Cette
disjonction était trop exagérée, trop contraire à la nature, pour résister
au contrôle de l'observation ; et les successeurs de Pott , revenant à la
doctrine d'Hippocrate , n'hésitèrent pas à rapprocher la maladie qui
produit les gibbosités anguleuses de celle qui produit les abcès par
congestion. Il est même surprenant que ce rapprochement n'ait pas
immédiatement abouti à une fusion complète , car l'anatomie pathologique, encore au berceau, n'avait pas encore établi de ligne de démar-
cation entre les lésions de la carie et celles des tubercules osseux. On
croyait donc que toutes les formes du mal vertébral étaient dues à la
carie, et qu'elles étaient semblables à la fois par leur siége et par leur
nature. Cette illusion anatomique devait naturellement conduire à admettre l'unité du mal vertébral ; mais telle était pourtant la différence
des symptômes, que les cliniciens résistèrent à la fusion. Laissons
parler Boyer, dont les travaux ont jeté un si grand jour sur toutes les
questions qui se rattachent à notre sujet. L'article intitulé *De la carie*
des vertèbres débute de la manière suivante:

« Cette maladie offre deux variétés bien remarquables par la diffé-
» rence de leurs effets, et *peut-être de leur nature.* Dans l'une, la carie
» est superficielle ; elle paraît n'attaquer que la périphérie du corps
» d'une ou plusieurs vertèbres , le reste de cette même partie de l'os
» ayant conservé sa résistance et sa forme naturelle. Dans l'autre, la
» totalité du corps d'une ou de plusieurs vertèbres est d'abord ramol-

» lie, gonflée ; le changement de consistance de cette partie de l'os la
» rend incapable de supporter le poids des parties situées au-dessus ;
» il se fait un affaissement, l'épine se déforme ; il survient une cour-
» bure angulaire de la colonne vertébrale en devant, une gibbosité en
» arrière, et la moelle épinière gênée, n'exerçant plus la même in-
» fluence sur les parties situées au-dessous du point affecté, celles-ci
» sont frappées de faiblesse, et quelquefois même de paralysie. Cette
» dernière est connue aujourd'hui sous le nom de *mal vertébral de
» Pott*, du nom de cet auteur anglais qui le premier en a donné une
» description fort exacte sous le nom d'*espèce particulière de paralysie
» des extrémités inférieures*. Dans le premier cas, et *quelquefois dans
» le second*, la matière purulente qui se forme autour de la partie af-
» fectée fuse dans le tissu cellulaire, et va former au loin ces collec-
» tions purulentes que nous avons déjà décrites sous le nom d'ab.ès
» *par congestion.* » (Boyer, *Maladies chirurgicales*, t. III, p. 490,
1re édition.)

Boyer complète ce parallèle en disant un peu plus loin que la carie
profonde affecte communément les sujets jeunes et scrofuleux ; qu'elle
est encore assez fréquente chez les adolescents adonnés à la masturba-
tion ; qu'elle est rare chez les adultes et les vieillards ; que la carie
superficielle, au contraire, s'observe le plus souvent chez les adultes,
et est due le plus habituellement à une cause rhumatismale. Pour la
description clinique de la carie superficielle, il renvoie au chapitre des
abcès par congestion, où il présente le pronostic comme à peu près
constamment mortel. Puis il concentre son attention sur la carie profonde, dont la gravité est beaucoup moindre. « Nous pouvons assurer,
» dit-il en parlant des cautères, que ce moyen n'a jamais trompé nos
» espérances toutes les fois que le cas était de nature à en permettre,
» et qu'il a été possible de l'employer avant que la suppuration fût
» survenue. » (P. 500.) Ainsi, retranchez de cet article remarquable le
titre commun de *carie des vertèbres*, et la séparation des deux formes
du mal vertébral sera complète.

Je n'ai pas besoin de faire remarquer combien la double description
de Boyer s'accorde avec le parallèle que j'ai tracé plus haut entre la
carie vertébrale, qu'il appelle *carie superficielle,* et les tubercules, qu'il
appelle *carie profonde.*

Cette distinction, que Boyer établissait malgré l'anatomie patholologi-
que, devait bientôt être confirmée par l'anatomie pathologique elle-
même. Les tubercules osseux, déjà vaguement indiqués par Hippocrate,
par Galien, admis sans preuve par la plupart de leurs commentateurs,

reconnus par Marc-Aurèle Séverin et par Platner , puis oubliés par
leurs successeurs, furent enfin retrouvés et étudiés par Delpech , qui
les distingua nettement de la carie. Dans son *Traité des maladies ré-
putées chirurgicales* (Paris, 1819, in 8°, t. III, p. 629-652), cet auteur
les décrivit très-exactement sous le nom de *tubercules scrofuleux* , et
c'est à cette altération spéciale qu'il crut devoir rapporter le mal vertébral de Pott (p. 629).

Pour Delpech, la carie vertébrale et le mal vertébral tuberculeux sont
deux affections absolument distinctes, non-seulement par leurs lésions,
mais surtout par leurs symptômes. Il les décrit longuement dans deux
chapitres séparés, dont je ne saurais trop recommander la lecture à
mes honorables contradicteurs. Ils reconnaîtront sans peine que la
carie vertébrale de Delpech correspond exactement à la carie superficielle de Boyer, et que la carie profonde de celui-ci se confond avec les
tubercules vertébraux de celui-là.

Plus tard, dans son *Traité d'orthomorphie* , Delpech profitant, sans
les citer, des recherches de Brodie, admit une troisième espèce de mal
vertébral, bien distincte des deux autres et constituée par une altération primitive des disques intervertébraux (*Orthomorphie*, t. I, p. 200-
217, Paris, 1828 , in-8°). C'est ce qu'on appelle aujourd'hui *l'arthrite
vertébrale*. Je ne crois pas nécessaire de rapporter ce qu'il a dit sur
cette dernière affection. Mon but, dans ce travail, n'est pas de traiter à
fond l'histoire de toutes les maladies osseuses ou articulaires qui peuvent intéresser la continuité de la colonne rachidienne. Je me propose
seulement de réfuter la doctrine de ceux de mes collègues qui ont pro-
clamé ici l'unité du mal vertébral. Si je me suis attaché seulement à
établir un parallèle entre les deux formes les plus connues, ce n'est pas
que je rejette ou que je dédaigne les autres. Je les admets au contraire, et je les considère même comme fort dignes de la plus sérieuse
attention. Mais il importe peu, pour la thèse que je défends, qu'il y ait
deux maladies vertébrales ou qu'il y en ait davantage. Il me suffit de
démontrer qu'il y en a plus d'une.

Or j'interroge l'anatomie pathologique ; elle me répond que la dénomination commune de mal vertébral embrasse plusieurs affections dont
les lésions sont très-différentes, et parmi ces affections je rencontre en
première ligne la carie et les tubercules vertébraux ;

Transportant alors la question sur le terrain de l'observation clinique, je trouve au moins deux formes qui se distinguent l'une de l'autre par leur fréquence relative aux divers âges, par leur siége de pré-

dilection, par leur début et par leur marche, par leurs symptômes et par leurs complications, enfin par leur pronostic ;

Puis, confrontant les résultats de la clinique avec ceux de l'anatomie pathologique, je constate que chacune de ces deux formes correspond à une lésion spéciale ;

Enfin, craignant d'avoir obéi à une idée préconçue, d'avoir à mon insu étudié les symptômes avec un esprit prévenu par la connaissance des lésions, j'ouvre l'histoire de la chirurgie, je consulte les auteurs qui ont écrit sur la matière avant le parallèle que les anatomo-pathologistes modernes ont établi entre la carie et les tubercules, et je vois que tous, depuis Hippocrate, qui ne connaissait que les tubercules, jusqu'à Boyer, qui ne connaissait que la carie, ont pressenti, formulé ou même exagéré la distinction, purement clinique pour eux, que Delpech a consacrée en montrant qu'elle coïncide avec les résultats de l'anatomie pathologique.

Je me crois donc autorisé à dire que la doctrine de l'unité du mal vertébral est fausse en théorie et en pratique, qu'elle est démentie par les faits cliniques aussi bien que par les recherches cadavériques, et que l'histoire de l'art dépose contre elle autant que l'observation.

9 782019 638306